Dr. med. Jörg Hennig
Jenny-Beth Schmitt

check4sports®

Die Sportvorsorgeuntersuchung

mit Gesundheitspass und
5-Jahresdokumentation
für Gesundheits-, Breiten-
und Leistungssportler

I

In der Hoffnung, dass dieses Booklet zur Gesundheitsförderung beiträgt und durch die Kostenerstattung der Sportvorsorgeuntersuchung durch die meisten Krankenkassen diese vielen Menschen auch künftig noch ermöglicht wird.

Dr. med. Jörg Hennig

Jenny-Beth Schmitt

check4sports®

Die Sportvorsorgeuntersuchung

mit Gesundheitspass und
5-Jahresdokumentation für
Gesundheits-, Breiten-
und Leistungssportler

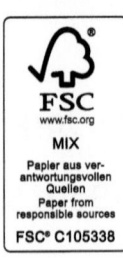

© 2020 Dr. Jörg Hennig, Jenny Schmitt, Oelde

Herstellung und Verlag:
BoD – Books on Demand, Norderstedt

2. Auflage 2020

ISBN 978-3-75046-131-4

CHECK4SPORTS® ist eine registrierte Marke

Vorwort

Die Sportmediziner werden in der Öffentlichkeit häufig als ärztliche Betreuer am Spielfeldrand oder als Behandler von Sportverletzungen wahrgenommen.

Ein besonderer Schwerpunkt der Sportmedizin ist aber die Prävention:
Neulinge und Wiedereinsteiger im Sport wie auch routinierte Sporttreibende sollten unbedingt zum check4sports® [*sprich: check for sports*], um Risiken durch mögliche Vorerkrankungen aufzudecken.

ZIEL DIESES BUCHES ist es, diese regelmäßigen Vorsorgeuntersuchungen und den Gesundheitszustand des Sportlers zu dokumentieren.

Die Autoren
Dr. med. Jörg Hennig   **Jenny-Beth Schmitt**

Einleitung: **Der check4sports®**

Es gibt verschiedene Sportlertypen. Den Einsteiger, der sein Leben gesünder gestalten will. Den Leistungsorientierten, der seine Wettkampfzeiten verbessern möchte, den, der mit seinem Training nicht mehr vorankommt. Oder den Fitness- und Gesundheitssportler, der vielleicht Risikofaktoren für Erkrankungen hat oder bereits chronisch krank ist und seine Risikofaktoren minimieren möchte. Egal, welcher Vorsatz antreibt, jeder Sporttreibende sollte sich mindestens alle zwei Jahre einer sportmedizinischen Vorsorgeuntersuchung unterziehen

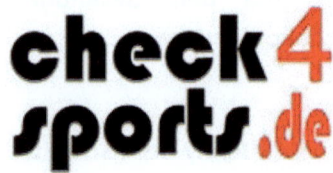 Vorsorgeorientierte Krankenkassen haben erkannt, dass es nicht reicht, den Laufsport als idealen Gesundheitssport zu empfehlen und als Sponsor oder Partner von Veranstaltungen aufzutreten. Darum erstatten innovative Krankenversicherungen in der Regel 80 bis 90 Prozent der Sportvorsorge-Untersuchungen. Je nach Krankenkasse werden maximal 60,– Euro für die Basisuntersuchung beziehungsweise 140,– Euro für die erweiterte sportmedizinische Untersuchung inklusive Leistungsdiagnostik erstattet. Somit bleiben maximal 30,– Euro an Kosten für die große Untersuchung. Dazu gilt es, sich frühzeitig zu erkundigen.

Die sportmedizinische Vorsorgeuntersuchung gemäß der S1-Leitlinie der Deutschen Gesellschaft für Sportmedizin (DGSP) besteht aus zwei Teilen. Die Basis-Untersuchung ist sinnvoll für alle Läufer ohne Risikofaktoren, die Fitness- und Gesundheitssport betreiben. Sie besteht aus der Erhebung der Krankengeschichte inklusive sportlicher Ambitionen und Ziele, einer gründlichen orthopädischen und internistischen Untersuchung sowie einem EKG in Ruhe. Diese Untersuchung dauert etwa 30 Minuten und kostet gemäß Gebührenordnung für Ärzte (GOÄ) circa 70,– Euro.

Die erweiterte sportmedizinische Untersuchung richtet sich an Aktive mit mindestens einem Risikofaktor oder leistungsorientierte Athleten, die mehr als dreimal in der Woche trainieren oder an Wettkämpfen teilnehmen. Zusätzlich zur Basisuntersuchung führt der Arzt einen Lungenfunktionstest sowie ein EKG unter Belastung auf dem Rad- oder Laufband-Ergometer durch. Bei der Ergometrie werden unter stufenweiser Belastungssteigerung ein fortlaufendes EKG geschrieben sowie auf jeder Belastungsstufe Herzfrequenz und Blutdruck ermittelt. Zur Trainingssteuerung für

Leistungsorientierte und zur Vermeidung von Überlastungen für Sportler mit Risikofaktoren wird bei der erweiterten sportmedizinischen Untersuchung auch eine Laktat-Leistungsdiagnostik angewandt.

Dabei misst man nach jeder Belastungssteigerung den Laktatwert aus einem Tröpfchen Blut aus dem Ohrläppchen. Anhand der Auswertung der Laktat und Herzfrequenzkurve lassen sich optimale Trainingsbereiche sowie Wettkampfzeiten berechnen. Für Läufer gilt, dass eine Belastungsuntersuchung stets auf einem Laufband stattfindet. Die erweiterte sportmedizinische Untersuchung dauert eine Stunde und kostet gemäß GOÄ circa 150,– Euro.

Was passiert, wenn bei einer sportärztlichen Untersuchung eine Erkrankung festgestellt wird? Das bedeutete keinesfalls ein Bewegungsverbot. Aber durch ein gezieltes Training lassen sich mögliche negative Folgen oder gar Gefahren eines ungesteuerten Sportverhaltens abwenden. Zum Beispiel beim Asthmatiker durch ein Asthmaspray, bei Fußdeformitäten durch Einlagen und beim Blutdruckpatienten durch geeignete Medikamente.

➢ **Weiterführende Informationen: www.check4sports.de, www.facebook.com/check4sports**

Dr. Jörg Hennig in:
*RUNNING | 2/2016, RATGEBER | **Sportsprechstun.de***

INHALTSVERZEICHNIS

Diese Ausgabe entstand in Kooperation mit

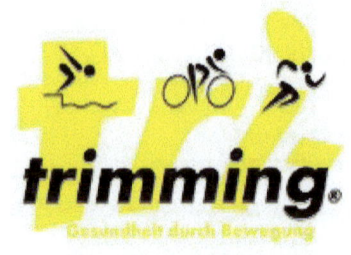

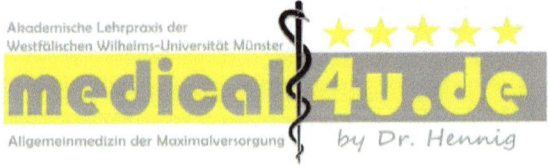

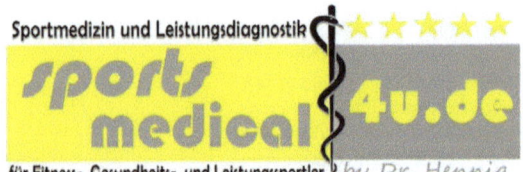

X

I. Sportler-Daten

Name	
Vorname	
Geburtsdatum	
Krankenkasse	
Adresse	

Größe (cm)		
BMI (min/max)		
Gewicht (kg) (min/max)		

Allergien	

Sportarten	

Behandelnde Ärzte

Hausarzt	
Sportmediziner	
Notarzt	Kassenärztlicher Notdienst
112	116 117

Chronische Erkrankungen

o Diabetes   o Schilddrüsenerkrankung

o Bluthochdruck   o KHK

o Herzschwäche   o Lungenerkrankung

o Schlaganfall   o erhöhte Blutfette

o Schlafapnoe   o Krebserkrankungen

o Thrombose   o Baucherkrankungen

o Sonstige:

o keine

II. check4sports® Jahr: 20 __ __

Sporttauglichkeitsbescheinigung/Sports health certificate

Es kann nach sportmedizinischer Vorsorge-untersuchung bescheinigt werden, dass der Inhaber dieses Sportvorsorgepasses (Seite 8) sportgesund ist

After a preventive medical examination, it can be certified that the holder of this preventive sports passport (page 8) is healthy

☐ ohne Einschränkung *without restrictions*
☐ mit Einschränkung *with restrictions*

	(Sport-)Arzt/*doctor (sports medicine)*
Datum/*date*	Stempel/**Unterschrift**/*signature*
Nächste empfohlene Sportvorsorgeuntersuchung: *Next recommended sports checkup:*	

Bemerkungen/*comment*:

JAHRESPLANER / WETTKÄMPFE / TRAINING(SLAGER)

JANUAR	
FEBRUAR	
MÄRZ	
APRIL	
MAI	
JUNI	

14

JULI	
AUGUST	
SEPTEMBER	
OKTOBER	
NOVEMBER	
DEZEMBER	

Sportverletzungen/Sportschäden/...

Datum	Arzt/Erkrankung/Therapie

Sportpausen

von	bis	wegen

Bildgebung (MRT, CT, Röntgen)

Datum	Arzt	wegen

Medikamente/Nahrungsergänumgsmittel

Name/Wirkstoff	M	M	A

Morgens/Mittags/Abends

Labor-Dokumentation (quartalsweise)

Wert	1.Q	2.Q	3.Q	4.Q
Blutdruck				
EKG				
FEV_1				
Cholesterin				
HDL				
LDL				
Triglyceride				
Blutzucker				
Vitamin D				
Magnesium				
Zink				

Körperanalyse-Dokumentation

Wert	1.Q	2.Q	3.Q	4.Q
Körperfett				
Gewicht				
BMI				
Muskelmasse				
Körperwasser				
Bauchumfang				

Leistungsdiagnostik-Dokumentation

Leistungsdiagnostik	Datum	
Perzentil Altersgruppe		
Trainingspuls (GA1)		
Max. Leistung		
Max. Puls		
VO$_2$ max.		

Sonstige Vorsorgeuntersuchungen

!		√
	Check-Up/Gesundheitsuntersuchung	
	Sportvorsorgeuntersuchung	
	Hautkrebs-Screening	
	Darmkrebsvorsorge	
	Krebsvorsorge Mann	
	PSA-Untersuchung	
	Aortenaneurysma-Screening	
	Krebsvorsorge Frau	
	Brustkrebs-Screening	
	Impfberatung/Reiseimpfberatung	
	Zahnvorsorge	

! geplant   √ durchgeführt

Notizen

III. check4sports® Jahr: 20__ __

Sporttauglichkeitsbescheinigung/Sports health certificate

Es kann nach sportmedizinischer Vorsorge-untersuchung bescheinigt werden, dass der Inhaber dieses Sportvorsorgepasses (Seite 8) sportgesund ist

After a preventive medical examination, it can be certified that the holder of this preventive sports passport (page 8) is healthy

□ ohne Einschränkung *without restrictions*

□ mit Einschränkung *with restrictions*

	(Sport-)Arzt/*doctor (sports medicine)*
Datum/*date*	Stempel/**Unterschrift**/*signature*
Nächste empfohlene Sportvorsorgeuntersuchung: *Next recommended sports checkup:*	

Bemerkungen/*comment*:

JAHRESPLANER / WETTKÄMPFE / TRAINING(SLAGER)

JANUAR	
FEBRUAR	
MÄRZ	
APRIL	
MAI	
JUNI	

JULI	
AUGUST	
SEPTEMBER	
OKTOBER	
NOVEMBER	
DEZEMBER	

Sportverletzungen/Sportschäden/...

Datum	Arzt/Erkrankung/Therapie

Sportpausen

von	bis	wegen

Bildgebung (MRT, CT, Röntgen)

Datum	Arzt	wegen

Medikamente/Nahrungsergänumgsmittel

Name/Wirkstoff	M	M	A

Morgens/Mittags/Abends

Labor-Dokumentation (quartalsweise)

Wert	1.Q	2.Q	3.Q	4.Q
Blutdruck				
EKG				
FEV_1				
Cholesterin				
HDL				
LDL				
Triglyceride				
Blutzucker				
Vitamin D				
Magnesium				
Zink				

Körperanalyse-Dokumentation

Wert	1.Q	2.Q	3.Q	4.Q
Körperfett				
Gewicht				
BMI				
Muskelmasse				
Körperwasser				
Bauchumfang				

Leistungsdiagnostik-Dokumentation

Leistungsdiagnostik	Datum	
Perzentil Altersgruppe		
Trainingspuls (GA1)		
Max. Leistung		
Max. Puls		
VO$_2$ max.		

Sonstige Vorsorgeuntersuchungen

!		√
	Check-Up/Gesundheitsuntersuchung	
	Sportvorsorgeuntersuchung	
	Hautkrebs-Screening	
	Darmkrebsvorsorge	
	Krebsvorsorge Mann	
	PSA-Untersuchung	
	Aortenaneurysma-Screening	
	Krebsvorsorge Frau	
	Brustkrebs-Screening	
	Impfberatung/Reiseimpfberatung	
	Zahnvorsorge	

! geplant   √ durchgeführt

Notizen

IV. check4sports® Jahr: 20___ __

Sporttauglichkeitsbescheinigung/Sports health certificate

Es kann nach sportmedizinischer Vorsorge-
untersuchung bescheinigt werden, dass der Inhaber
dieses Sportvorsorgepasses (Seite 8) sportgesund ist

After a preventive medical examination, it can be certified that the
holder of this preventive sports passport (page 8) is healthy

☐ ohne Einschränkung *without restrictions*
☐ mit Einschränkung *with restrictions*

	(Sport-)Arzt/*doctor (sports medicine)*
Datum/*date*	Stempel/**Unterschrift**/*signature*
Nächste empfohlene Sportvorsorgeuntersuchung:	
Next recommended sports checkup:	

Bemerkungen/*comment*:

JAHRESPLANER / WETTKÄMPFE / TRAINING(SLAGER)

JANUAR	
FEBRUAR	
MÄRZ	
APRIL	
MAI	
JUNI	

JULI	
AUGUST	
SEPTEMBER	
OKTOBER	
NOVEMBER	
DEZEMBER	

Sportverletzungen/Sportschäden/...

Datum	Arzt/Erkrankung/Therapie

Sportpausen

von	bis	wegen

Bildgebung (MRT, CT, Röntgen)

Datum	Arzt	wegen

Medikamente/Nahrungsergänumgsmittel

Name/Wirkstoff	M	M	A

Morgens/Mittags/Abends

Labor-Dokumentation (quartalsweise)

Wert	1.Q	2.Q	3.Q	4.Q
Blutdruck				
EKG				
FEV_1				
Cholesterin				
HDL				
LDL				
Triglyceride				
Blutzucker				
Vitamin D				
Magnesium				
Zink				

Körperanalyse-Dokumentation

Wert	1.Q	2.Q	3.Q	4.Q
Körperfett				
Gewicht				
BMI				
Muskelmasse				
Körperwasser				
Bauchumfang				

Leistungsdiagnostik-Dokumentation

Leistungsdiagnostik	Datum	
Perzentil Altersgruppe		
Trainingspuls (GA1)		
Max. Leistung		
Max. Puls		
VO$_2$ max.		

Sonstige Vorsorgeuntersuchungen

!		√
	Check-Up/Gesundheitsuntersuchung	
	Sportvorsorgeuntersuchung	
	Hautkrebs-Screening	
	Darmkrebsvorsorge	
	Krebsvorsorge Mann	
	PSA-Untersuchung	
	Aortenaneurysma-Screening	
	Krebsvorsorge Frau	
	Brustkrebs-Screening	
	Impfberatung/Reiseimpfberatung	
	Zahnvorsorge	

! geplant   √ durchgeführt

Notizen

36

V. check4sports® Jahr: 20 __ __

Sporttauglichkeitsbescheinigung/Sports health certificate

Es kann nach sportmedizinischer Vorsorge-untersuchung bescheinigt werden, dass der Inhaber dieses Sportvorsorgepasses (Seite 8) sportgesund ist

After a preventive medical examination, it can be certified that the holder of this preventive sports passport (page 8) is healthy

☐ ohne Einschränkung *without restrictions*

☐ mit Einschränkung *with restrictions*

	(Sport-)Arzt/*doctor (sports medicine)*
Datum/*date*	Stempel/**Unterschrift**/*signature*

Nächste empfohlene Sportvorsorgeuntersuchung:
Next recommended sports checkup:

Bemerkungen/*comment*:

JAHRESPLANER / WETTKÄMPFE / TRAINING(SLAGER)

JANUAR	
FEBRUAR	
MÄRZ	
APRIL	
MAI	
JUNI	

JULI	
AUGUST	
SEPTEMBER	
OKTOBER	
NOVEMBER	
DEZEMBER	

Sportverletzungen/Sportschäden/...

Datum	Arzt/Erkrankung/Therapie

Sportpausen

von	bis	wegen

Bildgebung (MRT, CT, Röntgen)

Datum	Arzt	wegen

Medikamente/Nahrungsergänumgsmittel

Name/Wirkstoff	M	M	A

Morgens/Mittags/Abends

Labor-Dokumentation (quartalsweise)

Wert	1.Q	2.Q	3.Q	4.Q
Blutdruck				
EKG				
FEV_1				
Cholesterin				
HDL				
LDL				
Triglyceride				
Blutzucker				
Vitamin D				
Magnesium				
Zink				

Körperanalyse-Dokumentation

Wert	1.Q	2.Q	3.Q	4.Q
Körperfett				
Gewicht				
BMI				
Muskelmasse				
Körperwasser				
Bauchumfang				

Leistungsdiagnostik-Dokumentation

Leistungsdiagnostik	Datum	
Perzentil Altersgruppe		
Trainingspuls (GA1)		
Max. Leistung		
Max. Puls		
VO$_2$ max.		

Sonstige Vorsorgeuntersuchungen

!		√
	Check-Up/Gesundheitsuntersuchung	
	Sportvorsorgeuntersuchung	
	Hautkrebs-Screening	
	Darmkrebsvorsorge	
	Krebsvorsorge Mann	
	PSA-Untersuchung	
	Aortenaneurysma-Screening	
	Krebsvorsorge Frau	
	Brustkrebs-Screening	
	Impfberatung/Reiseimpfberatung	
	Zahnvorsorge	

! geplant   √ durchgeführt

Notizen

VI. check4sports® Jahr: **20**___ __

Sporttauglichkeitsbescheinigung/Sports health certificate

Es kann nach sportmedizinischer Vorsorge-untersuchung bescheinigt werden, dass der Inhaber dieses Sportvorsorgepasses (Seite 8) sportgesund ist

After a preventive medical examination, it can be certified that the holder of this preventive sports passport (page 8) is healthy

☐ ohne Einschränkung *without restrictions*
☐ mit Einschränkung *with restrictions*

	(Sport-)Arzt/*doctor (sports medicine)*
Datum/*date*	Stempel/**Unterschrift**/*signature*
Nächste empfohlene Sportvorsorgeuntersuchung: *Next recommended sports checkup:*	

Bemerkungen/*comment*:

JAHRESPLANER / WETTKÄMPFE / TRAINING(SLAGER)

JANUAR	
FEBRUAR	
MÄRZ	
APRIL	
MAI	
JUNI	

JULI	
AUGUST	
SEPTEMBER	
OKTOBER	
NOVEMBER	
DEZEMBER	

Sportverletzungen/Sportschäden/...

Datum	Arzt/Erkrankung/Therapie

Sportpausen

von	bis	wegen

Bildgebung (MRT, CT, Röntgen)

Datum	Arzt	wegen

Medikamente/Nahrungsergänumgsmittel

Name/Wirkstoff	M	M	A

Morgens/Mittags/Abends

Labor-Dokumentation (quartalsweise)

Wert	1.Q	2.Q	3.Q	4.Q
Blutdruck				
EKG				
FEV_1				
Cholesterin				
HDL				
LDL				
Triglyceride				
Blutzucker				
Vitamin D				
Magnesium				
Zink				

Körperanalyse-Dokumentation

Wert	1.Q	2.Q	3.Q	4.Q
Körperfett				
Gewicht				
BMI				
Muskelmasse				
Körperwasser				
Bauchumfang				

Leistungsdiagnostik-Dokumentation

Leistungsdiagnostik	Datum	
Perzentil Altersgruppe		
Trainingspuls (GA1)		
Max. Leistung		
Max. Puls		
VO$_2$ max.		

Sonstige Vorsorgeuntersuchungen

!		√
	Check-Up/Gesundheitsuntersuchung	
	Sportvorsorgeuntersuchung	
	Hautkrebs-Screening	
	Darmkrebsvorsorge	
	Krebsvorsorge Mann	
	PSA-Untersuchung	
	Aortenaneurysma-Screening	
	Krebsvorsorge Frau	
	Brustkrebs-Screening	
	Impfberatung/Reiseimpfberatung	
	Zahnvorsorge	

! geplant √ durchgeführt

Notizen

VII. Anhang

Autoren

Dr. med. Jörg Hennig	
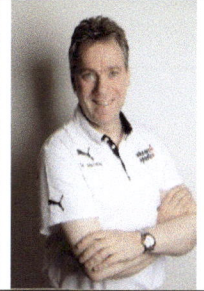	Facharzt für Allgemeinmedizin, Sportmedizin, Gesundheits- förderung und Prävention Lehrarzt der Westfälischen Wilhelms-Universität Münster 3. Vorsitzender des Sportärztebund Westfalen
Jenny-Beth Schmitt	
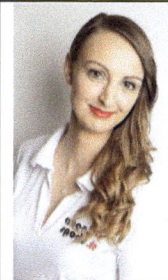	Medizinische Fachangestellte, Versorgungsassistentin in der Hausarztpraxis (VerAH), Nichtärztliche Praxisassistentin (NäPa), Entlastende Versorgungsassistentin (EVA)
check4sports®	
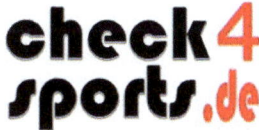	check4sports® [sprich: check for sports] ist eine Aufklärungskampagne für Sportvorsorge- untersuchungen.
check4sports.de facebook.com/check4sports	

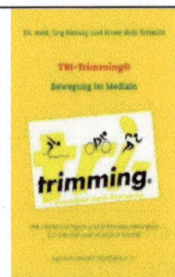

TRI-Trimming®

Bewegung ist Medizin

Hennig, Dr. med. Jörg;
Schmitt, Jenny-Beth

ISBN 9783752877458
138 Seiten, 12x19 cm, Paperback
€ 11,90

Bewegung ist Medizin. Darum hat der Autor die Gesundheits-Aktion TRI-Trimming® ins Leben gerufen.

Das Buch ist so konzipiert, dass chronisch Kranke (insbesondere auch Patienten im DMP) die Therapie ihrer Krankheit mit Alltags-Bewegung selbst managen und Fortschritte dokumentieren können.

Wer rastet der rostet ... Mach' TRI-Trimming®

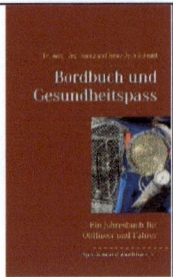

Bordbuch und Gesundheitspass

Ein Jahresbuch für Oldtimer und Fahrer

Hennig, Dr. med. Jörg;
Schmitt, Jenny-Beth

ISBN 9783750461314
138 Seiten, 12x19 cm, Paperback
€ 8,90

Ärzte wissen, dass nicht nur der Oldtimer umsorgt werden sollte, sondern auch die Gesundheit des Fahrers bzw. der Fahrerin.

Vorsorgeuntersuchungen und Behandlungen sowie die Bewegung werden deshalb in diesem Bordbuch für Fahrer und Oldtimer gleichermaßen geplant und dokumentiert.

Englischsprachige Ausgabe des „Bordbuch und Gesundheitspass"

The Health Logbook for Classic Cars and their Drivers
Hennig, Dr. med. Jörg/Schmitt, Jenny
ISBN 9783750440661, BoD, 80 S., Paperback, € 9,90

Die Schriftenreihe der Autoren wird fortgesetzt.